ESSAI

SUR

LA ROUGEOLE,

Par F.-G.-A. RATIER, de Buzançais , département
de l'Indre ,

*Reçu par le Jury médical de la Faculté de Médecine de Paris,
le samedi 22 septembre 1827.*

Imprimerie de CHASSAIGNON, rue Gît-le-Cœur, n. 7.

A Monsieur **TARTRA**,

Chevalier de première classe de l'Ordre royal du Mérite civil de Prusse, Docteur en Médecine et en Chirurgie de la Faculté de Paris, etc., etc. ;

A Monsieur **RIGODIN**,

Docteur en Médecine de la Faculté de Paris.

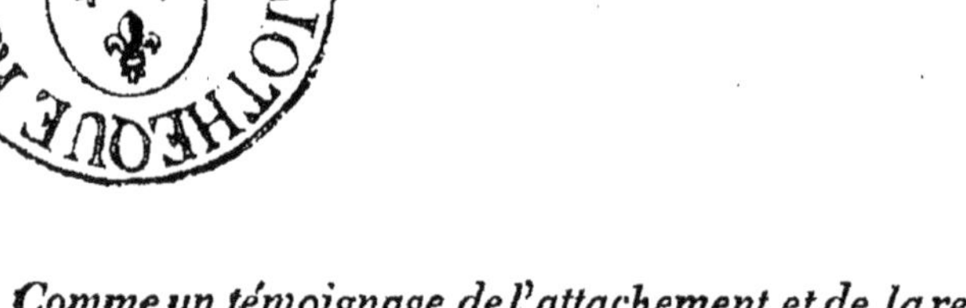

Comme un témoignage de l'attachement et de la reconnaissance que je leur dois.

A. RATIER.

ESSAI

SUR LA ROUGEOLE.

DÉFINITION.

On désigne ordinairement par le mot Rougeole une affection rangée parmi les phlegmasies cutanées, caractérisée par une éruption de petites taches rouges disseminées sur la peau, et séparées par des interstices anguleux ; par l'irritation de presque toutes les membranes muqueuses, mais principalement de la conjonctive, de la pituitaire, de la membrane muqueuse qui tapisse les voies aériennes et digestives, et avec une fièvre plus ou moins forte.

HISTOIRE.

On ne connaît point l'origine de la Rougeole ; elle n'était pas connue des Grecs, et les écrits d'Hippocrate et de Galien n'en font aucune mention. Il paraît que cette maladie nous vient de l'Afrique, et qu'elle se répandit en Europe en même temps que la variole. Rhasès, médecin arabe, qui vivait dans le IXme siècle, est le premier qui ait décrit la Rougeole avec quelque clarté. Après lui, plusieurs médecins l'étudièrent avec soin ; mais Sydenham, qu'on a nommé à juste titre l'Hippocrate anglais, la décrivit avec la plus grande exactitude. Enfin , Lazarre Rivière, Sthal, Huxham, Lepecq-de-la-Clotûre , Polinière , Dubosq de-la-Roberdière , ont décrit tour-à-tour cette affection ; et de nos jours, MM. Pinel, Roux, Campaignac et Themmen, ont enrichi la science de très-bonnes observations sur la Rougeole.

CAUSES.

On sait peu de choses sur les causes de la Rougeole ; on l'a vue se développer dans tous les climats , dans toutes les saisons, mais plus particulièrement en hiver et en automne que pendant l'été. Les épidémies de Rougeole se sont presque toujours montrées en hiver. Celle qui eut lieu à la Salpétrière commença en février 1799 ; cependant celle de l'Hôpital des Enfans ne commença que vers la fin du mois de mars 1809. On a remarqué que ces épidémies étaient moins dangereuses dans les climats tempérés que dans les climats très-chauds ou très froids. Aucun âge , aucun sexe n'est exempt de cette maladie ; mais elle est plus fréquente chez les enfans que chez les adultes , et plus chez ces derniers que chez les vieillards. Vogel et d'autres médecins ont vu des enfans qui l'ont apportée en naissant ; M. Guersent a eu aussi occasion de la voir chez un enfant qui l'apporta en naissant , l'ayant gagnée de sa mère. Sydenham a remarqué que la Rougeole était plus fréquente chez les individus nouvellement sevrés. Elle paraît n'attaquer qu'une fois le même individu : Geoffroi était d'une opinion contraire. Cette maladie est sporadique ou épidémique , et essentiellement contagieuse ; elle se transmet des individus malades aux individus sains, mais il est des personnes qui ne paraissent pas propres à la contagion. On a inoculé la Rougeole sur un grand nombre d'individus sans obtenir des résultats satisfaisans, et pourtant Home dit avoir réussi à transmettre cette maladie par l'inoculation.

Quelques auteurs pensent que la Rougeole peut se développer spontanément ; cependant on ne peut nier qu'une disposition individuelle est nécessaire a son développement. On sait que cette maladie paraissait inconnue aux Antilles ; ce qui est remarquable, c'est que les Créoles sont susceptibles de la contracter en France , mais après y avoir séjourné environ dix-huit mois, lorsque leurs constitution est modifiée par le climat.

SIÉGE.

Vogel a placé le siége de la Rougeole dans l'éderme ; d'autres médecins l'ont placé dans le réseau capillaire de la peau. Quelques expériences ont été faites à ce sujet ; les tégumens ont toujours paru être aux yeux des expérimentateurs le siége de la Rougeole. De nos jours plusieurs médecins distingués, et entre-autres M. Guersent, regardent cette maladie comme une inflammation *sui generis*, ayant son siége dans le système muqueux cutané, dont les vaisseaux capillaires sont très-injectés.

L'inflammation de la Rougeole présente beaucoup d'analogie avec celle des érysipèles.

SYMPTOMES.

On peut reconnaître , et on reconnaît en éffet très-distinctement dans la Rougeole, trois périodes: 1° période d'incubation, 2° période d'éruption, 3° période de desquammation. Je vais examiner successivement les symtômes qui les caractérisent.

PREMIÈRE PÉRIODE. — *Incubation.* — Le malade se plaint de malaise général, de lassitude dans les bras, dans les jambes. Bientôt après survient un mouvement fébrile , avec des des alternatives de froid et de chaud. Le pouls est accéléré , la tête pesante, les yeux rouges , larmoyans ; la langue blanche et rouge sur les bords, la soif est vive. La peau est chaude, céphalagie, tuméfaction des paupières, dispositions au sommeil et quelquefois épistaxis. Chez les enfans tous ces symtômes présentent plus d'intensité, et il n'est pas rare de les voir affectés d'un léger délire pendant la nuit. Enfin, les yeux deviennent plus sensibles à la lumière , les larmes coulent en abondance; une humeur séreuse est sécrétée par la membrane muqueuse qui tapisse l'œil , une humeur analogue est versée par celle qui tapisse les fosses nazales; le malade éternue fort souvent, il a de la difficulté a respirer , avec toux sèche et fréquente. Quelques malades présentent tous les symtômes d'un embarras gastrique avec diarrhée ou constipation ; des enfans à la mamelle ont éprouvé des convulsions, des tremblemens de mains, et ont rendu par les selles des matières verdâtres. La durée de cette période est ordinairement de quatre ou cinq jours ; quelquefois, mais plus rarement, elle se prolonge jusqu'au huitième.

DEUXIÈME PÉRIODE. — *Eruption.* — Au bout de quatre ou cinq jours, et quelquefois du septième au huitième, il paraît à la furface de la peau des petites taches rouges semblables à des piqûres de puces ; ces petites taches ou plutôt ces petits boutons dépassent peu le niveau de la peau, et ils sont plus sensibles au toucher qu'à la vue : leur couleur est ordinairement d'un rouge vermeil, elle disparait lorsqu'on la comprime avec le bout des doigts. Cependant cette couleur n'est pas toujours ainsi : on a vu des boutons qui étaient pâles, d'autres qui étaient livides, jaunâtres; Bateman en en a vu de noirs, et en a fait une variété qu'il a appelée Rougeole noire. Quoi qu'il en soit, ces taches paraissent d'abord au menton, aux lèvres, au nez, au front, puis au col, à la poitrine, sur les membres thorachiques, sur l'abdomen, enfin au dos et aux cuisses ; mais ce terme présente quelques variétés. Quelquefois l'éruption commence d'une manière irrégulière par le tronc ou par les membres, comme cela s'est vu à Paris pendant l'automne de l'an VIII. Sydenham a vu dans les épidémies de 1673 et 1674, l'éruption commencer par les épaules. La durée de cette période est de trois à six jours.

Pendant cette période, l'éruption des membranes muqueuses et la fièvre ne diminuent point, sou-

vent même elles augmentent. Le vomissemen
persiste rarement , mais le corysa et la toux
durent plus ou moins longtemps. Souvent il
survient des sueurs, d'autres fois la peau est sèche,
l'urine peu abondante ; des malades sont dans
un état de constipation, d'autres ont la diarrhée.
Lorsque la Rougeole devient plus intense, on
voit les boutons devenir plus rouges, livides,
plombés ; il survient de l'oppression , de la toux
sans expectoration , le pouls est petit , irrégulier,
quelquefois très vif, et les forces du malade se
perdent de jour en jour.

Troisième période. — *Desquammation*. C'est
ordinairement du sixième au septième jour que
la désquammation commence; la couleur des taches
augmente d'abord pendant un ou deux jours, puis
elle diminue. Le malade ressent alors à la peau de
la démengeaison; un prurit désagréable et la desquammation suit la même marche que l'éruption,
ainsi on la voit successivement commencer par
la face , au tronc, puis aux extrémités supérieures
et inférieures. La peau devient rude au toucher,
l'épiderme se déssèche et tombe par écailles fur-
furacées, de sorte que la peau semble couverte de
farine. Après la desquammation, on ne voit aucune
cicatrice à la peau , qui bientôt revient à son état
naturel. Sydenham , Vogel et divers observateurs
ont cité des exemples de Rougeole, qui ont dis-
paru sans desquammation : alors elle était rem-
placée par une transpiration abondante , par des
crachats ou par la diarrhée. Les signes de l'irritation des membranes muqueuses persistent encore

très - souvent pendant cette dernière période, surtout chez les enfans pour lesquels on a usé d'un régime chaud sous prétexte d'aider l'éruption. La Rougeole, quand elle est simple, se termine du dixième au douzième jour; elle se prolonge rarement au-delà du quinzième.

VARIÉTÉS.

Les nosologistes ont admis une seconde variété de la maladie qui nous occupe, qu'ils ont appelée Rougeole catarrhe ; les sujets qui en sont atteints, ne sont point préservés de la vraie Rougeole. Willam en a observé une qui est sans danger, malgré, dit-il, que l'irruption devienne livide ; elle disparaît du dixième au douzième jour, par l'usage des acides minéraux. M. Guersent a eu occasion d'observer cette variété, qui a duré cinq semaines, sans interruption. M. Gardien admet une fausse Rougeole, mais son existence n'est pas bien démontrée. Les auteurs en ont décrit plusieurs variétés, qu'il serait inutile de rapporter ici, puisqu'elles ne sont point généralement admises.

COMPLICATIONS.

La Rougeole peut être compliquée, 1°. de pemphigus. Stévart rapporte l'observation d'un jeune soldat qui, ayant la Rougeole, et qui étant obligé de se mettre en marche, fut attaqué de pemphigus. La maladie était terminée au bout du onzième jour (*Journal de Médecine, in-12.*). M. Dumas a vu à Montpellier un exanthème vésiculaire succéder à la Rougeole ; 2°. de variole ; mais ces deux phlegmasies se voient rarement ensemble ; une d'elles attend que l'autre ait parcouru toutes ses périodes pour se développer. Forestus rapporte que son fils, âgé de quatre ans, eut la Rougeole peu de temps après avoir eu la variole. Cependant Vogel, Macbride, Dehaen, Home et MM. Gail, Roux et Guersent les ont vues marcher en même temps ; 3°. de miliaire, Stoll en cite quelques exemples, et on l'a vu à Paris pendant le mois d'avril 1810 (*Journal de Médecine*, tome 20, *page* 91.); 4°. de scarlatine. Mon ami, M. Gilhet, m'a dit avoir observé à Marseille, dans les derniers mois de l'année 1824, une épidémie de Rougeole compliquée de scarlatine, qui fut très-meurtrière parmi les enfans et les adultes. Cette complication a été observée aussi à Paris en 1800 (*Journal général de Médecine*, tome 8, *page* 359) : les symptômes du côté de la tête et de la poitrine étaient des plus graves ; 5°. de pustule maligne, comme M. Guersent a eu occasion de l'observer ; 6°. les dartres, l'érysipèle s'y rencontrent aussi fort souvent ; 7°. de croup. M. Royer-Collard regardait cette complication comme très-fréquente, et c'est ordinairement pendant l'éruption que cette complication se montre. M. Guersent a observé, à l'Hôpital des Enfans, une épidémie de Rougeole dans laquelle existait la complication du faux croup ; 8°. d'embarras gastrique, de gastrite, de gastro-entérite ; Stoll et M. Pinel en citent des exemples. On a vu cette complication à Paris, dans les premiers mois de l'année 1798 ; les douleurs abdominales étaient très-vives et les évacuations très-fréquentes. La violence des symptômes était si grande, qu'on avait à peine le temps d'administrer quelques remèdes. J'ai vu à l'Hôpital de la Charité, dans les salles de M. Fouquier, un homme qui était affecté à-la-fois de rougeole, de gastro-entérite, de catarrhe pulmonaire et intestinale ; enfin les fièvres adynamiques et ataxiques viennent encore compliquer de leurs symptômes fâcheux cette maladie. On en trouve des exemples dans Morton, Thoner, Forestus, Hoffman. On lit dans le Journal de Médecine, tome 20, page 95, l'observation d'un enfant qui succomba, au vingtième jour de la maladie, d'une fièvre bilieuse putride, consécutive à la Rougeole.

TERMINAISONS.

Il succède quelquefois à la Rougeole des maladies très-graves, telles que, l'ascite, le marasme, des ophtalmies dangereuses, le croup ; Home en cite un exemple. Huxham a vu la coqueluche remplacer la Rougeole. La terminaison par métastase a été regardée avec raison comme très-funeste ; les enfans y sont spécialement exposés par la difficulté qu'on a à les gouverner. Polinière cite l'exemple d'un enfant qui fut apporté à l'Hôtel-Dieu, qui n'avait point été purgé après sa Rougeole ; il y avait un mois qu'il paraissait bien rétabli, cependant il était bouffi depuis quelques jours, et avait de la difficulté à respirer, son pouls était très-fréquent, avec des palpitations

considérables. Il mourut le lendemain de son en-
trée. Le même observateur a vu des enfans qui, à
la suite de la Rougeole étaient bouffis au visage,
jouer dans la rue avec leurs camarades et mourir
deux jours après.

Quelques individus conservent à la suite de la
Rougeole une toux chronique qui présente tous les
caractères d'une maladie organique : aussi on a vu
très-souvent des phtisies consécutives à la Rougeole. Mais, comme le fait remarquer M. Bayle,
il ne faut pas toujours lui attribuer le principe de
la phtisie, elle ne fait souvent que hâter sa marche.
L'un des accidens les plus communs de la Rougeole est la leucophlegmatie; elle survient ordinairement pendant la convalescence par l'imprudence
des malades qui s'exposent trop promptement à
un air froid; elle suit la même marche que l'éruption. Enfin on a vu survenir à la suite de cette
phlegmasie cutanée, la suppuration de la cornée
transparente, des abcès dans les oreilles, la carie
des osselets de l'ouïe, la surdité, des tumeurs scro-
phuleuses, des abcès dans les intestins, et souvent
l'hydropisie. Telles sont les terminaisons d'une maladie que le vulgaire regarde ordinairement comme
peu fâcheuse, et auxquelles cependant le médecin
attache une grande importance.

AUTOPSIE.

On a trouvé chez des individus morts de la
Rougeole, tous les viscères du bas-ventre couverts
de pustules semblables à celles de la peau; on a.

observé des viscères tuberculeux , des abcès dans le cerveau, les poumons en suppuration , des ulcérations profondes dans les intestins , l'engorgement des ganglions lymphatiques du mésantère , etc. M. Desemet fit l'ouverture du corps de la fille d'un pharmacien de Paris , âgée d'environ cinq ans , qui était tourmentée d'une toux violente survenue à la suite de la Rougeole , et qui rendait du pus dans ses selles. Les intestins adhéraient ensemble ; la poche du kiste, qui avait servi de réservoir au pus, était située dans le cul-de-sac du cæcum. Toutes les glandes du mésentère étaient engorgées , les poumons étaient rouges et rongés par le pus , et les cavités de la poitrine contenaient une sérosité rougeâtre.

DIAGNOSTIC.

Le diagnostic de la Rougeole n'est facile qu'à la deuxième période, c'est-à-dire, lors de l'éruption, car les symptômes d'invasion sont souvent les mêmes que ceux des autres phlegmasies cutanées ; mais c'est principalement avec la scarlatine que l'on a souvent confondu la Rougeole. Cependant des observateurs attentifs ont remarqué que dans cette dernière, il y a de l'enchiffrenement; le malade éternue , il a de la toux , ses yeux sont humides, tandis que dans la scarlatine, les yeux sont rouges enflammés , et les malades se plaignent beaucoup de la gorge. L'éruption de la Rougeole se fait du quatrième au cinquième jour, et se montre d'abord au visage , puis au tronc, ensuite aux extrémités. Dans la scarlatine , au contraire , l'éruption se montre le premier jour et sur tout le corps. Les boutons de la Rougeole sont très-distincts les uns des autres. Dans la scarlatine, toute la peau est d'une rougeur unie et transparente. Cependant il ne faut pas croire que ces caractères distinctifs de ces deux maladies soient bien tranchés, car bien souvent il n'en est rien.

PRONOSTIC.

Lorsque la Rougeole est simple, le pronostic n'est point fâcheux ; mais il n'en est pas de même quand cette maladie présente des complications. Les médecins regardent comme signes défavorables l'irrégularité des symptômes, lorsque les boutons sont livides, plombés, et qu'ils paraissent avant le troisième ou quatrième jour. La répercussion de l'exanthème a été regardée avec raison comme un accident malheureux. Lorsqu'il survient de la toux, un point pleurétique, des vomissemens de sang, des diarrhées, une fièvre très-intense, le pronostic est des plus graves. Si, au contraire, la maladie marche d'une manière régulière, si la peau est légérement humide, joint à cela l'égalité des boutons, l'absence de l'irritation des membranes muqueuses, feront porter un pronostic moins fâcheux. La Rougeole qui paraît pendant la dentition, et à l'âge de la puberté ; est plus dangereuse qu'aux autres âges de la vie, elle est aussi plus à craindre chez les femmes enceintes et chez celles qui sont nouvellement accouchées.

TRAITEMENT.

Dans une Rougeole simple, le médecin se bornera à prescrire quelques précautions hygié-

niques. Le malade sera placé dans un appartement dont le chaleur sera modérée ; on le mettra
à la diète, on lui donnera des boissons délayantes
et adoucissantes : l'eau de veau, l'eau de poulet,
quelques boissons diaphorétiques, comme une
infusion de bourrache, de scorsonnaire, de su-
reau, de violette. On entretiendra la liberté du
ventre par les lavemens émolliens. Si on a lieu de
soupçonner un amas de matières saburrales dans
l'estomac, on pourra donner un émétique ; si
elles sont dans les intestins, on donnera un léger
purgatif. On aura soin de garantir les yeux du
malade d'une lumière trop vive ; il gardera le
repos, et sera couvert convenablement. Si l'éruption venait à disparaître, on lui fera prendre un
ou deux bains tièdes : on usera du même moyen
si la desquammation se fait avec difficulté. La
diarrhée, si elle existe, sera combattue par des
lavemens émolliens, des boissons gommeuses ; la
toux, par des mucilagineux. Dans l'opthalmie,
on bassinera les yeux avec de l'eau de roses, de
l'eau de plantin.

Il n'en est pas de même lorsque la Rougeole se
présente avec des complications ; dans ce cas,
le traitement subit de grandes modifications.
Lorsque la fièvre est très-intense et que le sujet
est fort et sanguin, on lui fera une saignée. S'il
y a congestion sanguine vers le cerveau, corysa,
ophtalmie, on placera des sangsues au cou ; lorsque la membrane muqueuse du poumon est
irritée, on le placera à la poitrine : enfin s'il y a

des symptômes de gastrite, de gastro-entérite, on placera les sangsues à l'épigastre, sur l'abdomen ou à l'anus. En général, le medecin devra faire précéder la saignée générale de l'application des sangsues. Ces évacuations sanguines seront répétées plus ou moins souvent suivant l'intensité des symptômes, l'âge et les forces du sujet. On ajoutera à ces moyens les boissons mucilagineuses, délayantes et une diète sévère.

La Rougeole compliquée d'adynamie sera traitée par les toniques, si toutefois il n'y a pas de symptômes d'irritation; dans ce cas il conviendrait, avant d'y avoir recours, de placer des sangsues vers l'endroit où siége la phlegmasie. Lorsque la prostration des forces est extrême, on administrera des boissons toniques, aromatiques, le quinquina en poudre, le vin de quinquina, enfin les vésicatoires et les rubéfians; mais le médecin devra être très-réservé dans l'emploi de ces médicamens.

Les symptômes d'ataxie seront combattus par les anti-spasmodiques, des potions avec le camphre, l'éther; on prescrira des pédiluves, des vésicatoires aux jambes et aux cuisses. Si l'ophtalmie est très-intense, on aura soin de soustraire les yeux à la lumière, et de combattre cette complication par les moyens anti-phlegmasiques les plus appropriés. Le catarrhe pulmonaire exige l'emploi des boissons mucilagineuses expectorantes. Si la toux fatigue beaucoup les malades, on fera des onctions sur la poitrine avec de l'huile de jusquiame, on donnera l'opium à l'intérieur.

On opposera à la diarrhée des lavemens émolliens et adoucissans, rendus narcotiques avec quelques gouttes de laudanum liquide, des boissons gommeuses et la décoction blanche de Sydenham.

CONVALESCENCE.

On aurait tort de croire que le malade est hors de danger, lorsque la desquammation surfuracée est totalement disparue ; des accidens consécutifs très-graves viennent trop souvent tromper l'espoir du médecin. On a vu des toux opiniâtres, la phtisie pulmonaire, la leucophlegmatie survenir après la Rougeole, lorsque les malades se sont imprudemment exposés à un courant d'air. Mais en général on peut dire que la convalescence, lorsqu'elle n'est point entravée par des accidens fâcheux, marche rapidement vers la santé. Les malades ne s'exposeront point trop promptement à l'air. La température de l'appartement sera modérée. Au bout de quelque temps, on pourra permettre une promenade en plein air, faite au milieu du jour. Les vêtemens seront choisis, de préférence, en tissu de laine; le malade ne sera pas couché trop mollement, et les rideaux de son lit ne seront pas complètement fermés.

Les bains tièdes jouissent d'un grand avantage dans la convalescence de la Rougeole; ils servent à nétoyer la peau et à enlever les débris de l'épiderme, ils en ouvrent les pores et facilitent la transpiration. La quantité des alimens sera proportionnée à l'âge du malade, et surtout au degré des forces digestives. Il est inutile de dire que la nourriture des enfans doit être plus abondante et plus nutritive, en raison de la facilité avec laquelle ils réparent leurs pertes. Le pain sera léger et bien cuit ; parmi les viandes, on choisira celles qui sont de facile digestion, comme le bœuf, le veau, le poulet, les cailles, les perdreaux : on pourra mêler à ces substances quelques légumes. Les viandes noires, les viandes salées, telles que le porc, le lièvre et le canard, enfin tous les alimens qui pourraient occasionner des vomissemens, des diarrhées, des cardialgies, ne seront point permises. Les boissons des repas seront prises en quantité suffisante, la plus salutaire et la plus agréable est du bon vin vieux coupé avec de l'eau pure : le café, le vin pur, les liqueurs alcooliques, seront proscrites avec sévérité.

Les purgatifs donnés dans la convalescence ont joui et jouissent encore d'une grande célébrité. Depuis Sydenham, tout les médecins n'ont jamais manqué de remplir cette indication. Morel de Lyon a vu une épidémie de Rougeole dans laquelle l'ophtalmie persistait chez tous ceux qui n'étaient pas purgés à plusieurs reprises : il n'y a point d'inconvénient à le faire, lorsqu'il n'existe point de sympptômes d'irritation. Les purgatifs seront pris parmi ceux qui ne fatiguent point l'estomac, comme la manne, la rhubarbe, le séné, l'huile de ricin. Si la constipation se prolonge pendant la convalescence, on la fera cesser par de légers laxatifs.

FIN.

www.ingramcontent.com/pod-product-compliance
Ingram Content Group UK Ltd.
Pitfield, Milton Keynes, MK11 3LW, UK
UKHW010916160726
13695UKWH00007B/2591